ARGUMENTS DES MÉDECINS

En faveur de la pratique du Massage et du Magnétisme

Par les Masseurs et les Magnétiseurs

LE LIBRE EXERCICE DE LA MÉDECINE

DOCUMENTS RECUEILLIS PAR H. DURVILLE
Directeur du *Journal du Magnétisme*

I

Prix : 80 centimes

PARIS
LIBRAIRIE DU MAGNÉTISME
23, RUE SAINT-MERRI (4e ARR.)

A LA MÊME LIBRAIRIE

TRAITÉ EXPÉRIMENTAL DE MAGNÉTISME. Cours professé à l'*École pratique de Magnétisme et de Massage*, par H. DURVILLE.

Cet ouvrage, avec deux sous-titres différents, est divisé en deux parties indépendantes, et chaque partie comprend deux volumes in-18 reliés. Prix de chaque volume : 3 fr.

1° Physique magnétique, avec Portrait, Signature autographe de l'Auteur, Têtes de chapitres, Vignettes spéciales et 56 Figures dans le texte.

C'est un véritable traité de physique spéciale, dans laquelle l'auteur démontre que le magnétisme — qui est tout différent de l'hypnotisme — s'explique parfaitement par la *théorie dynamique*, et qu'il n'est qu'un mode vibratoire de l'éther, c'est-à-dire une forme du mouvement.
Des démonstrations expérimentales, aussi simples qu'ingénieuses, démontrent que le corps humain, qui est polarisé, émet des radiations qui se propagent par ondulations comme la chaleur, la lumière, l'électricité, et qu'elles peuvent déterminer des modifications dans l'état physique et moral d'une personne quelconque placée dans la sphère de leur action.
Par une méthode expérimentale à la portée de tout le monde, l'auteur étudie comparativement tous les corps et agents de la nature, depuis l'organisme humain, les animaux et les végétaux jusqu'aux minéraux, sans oublier l'aimant, le magnétisme terrestre, l'électricité, la chaleur, la lumière, le mouvement, le son, les actions chimiques et même les odeurs. Il démontre que le magnétisme, qui se trouve partout dans la nature, n'a rien de mystérieux, comme on l'a pensé jusqu'à présent, et qu'il est soumis à des lois que l'on peut réduire à des formules précises.
Avec la polarité pour base, le magnétisme, tant discuté depuis trois siècles, sort enfin de l'empirisme pour entrer dans le domaine de la science positive.

2° Théories et Procédés, avec Portraits, Têtes de chapitres, Vignettes et Figures dans le texte.
Le premier volume expose la pratique des principaux Maîtres de l'art magnétique depuis trois siècles. Leur théorie est fidèlement analysée, leurs procédés sont minutieusement décrits, et de longues citations de chacun d'eux sont reproduites. Dans l'*Introduction*, on a une idée des frictions, attouchements et autres procédés de l'antiquité; puis on étudie les écrits des auteurs classiques : Ficin, Pomponace, Agrippa, Paracelse, Van Helmont, Fludd, Maxwel, Newton, Mesmer, de Puységur, Deleuze, du Potet, Lafontaine.

Le second volume contient la théorie et les procédés de l'auteur, la théorie des centres nerveux, avec de nombreuses figures ; la façon d'établir le diagnostic des maladies, sans rien demander aux malades ; la marche des traitements et tous les renseignements nécessaires pour appliquer avec succès le magnétisme au traitement des maladies.

Le Traité expérimental de Magnétisme du professeur H. Durville, écrit dans un style concis, clair et parfois poétique, qui amuse autant qu'il instruit, est à la portée de toutes les intelligences. Il constitue le manuel le plus simple, le plus pratique et le plus complet que l'on possède sur l'ensemble de la doctrine magnétique. Il est indispensable à tous ceux qui veulent exercer le magnétisme au foyer domestique, comme à ceux qui veulent exercer la profession de masseur ou de magnétiseur.

APPLICATION DE L'AIMANT AU TRAITEMENT DES MALADIES, avec portraits et figures dans le texte, par le professeur H. DURVILLE. 7e édition. In-18 de 120 pages. Prix : 20 centimes.

On sait depuis longtemps déjà que toutes les maladies nerveuses et la plupart des maladies organiques : anémie, asthme, constipation, crampes, crises de nerfs, diabète, diarrhée, douleurs, engorgements, fièvre, gravelle, goutte, hystérie, incontinence, insomnie, jaunisse, maux de tête, de dents, d'estomac, de reins, migraine, névralgie, palpitations, paralysies, rhumatisme, sciatique, surdité, tics, tremblements, vomissements, etc., etc., sont parfois très rapidement guéries par l'application des aimants.

Les douleurs vives cessent toujours au bout de quelques instants, les accès deviennent de moins en moins violents et la guérison se fait, sans médicaments et sans rien changer à son régime et à ses habitudes.

L'action curative des aimants vitalisés de M. Durville est bien plus grande que celle des aimants ordinaires. Par une disposition spéciale, ils peuvent être portés le jour et la nuit, sans aucune gêne, sans aucune fatigue. L'immense avantage qu'ils possèdent sur tous les autres traitements, c'est que l'on peut avec le même aimant, selon la nature de la maladie, augmenter ou diminuer l'activité organique, exciter ou calmer, et rétablir ainsi l'équilibre des forces qui constitue la santé.

L'*Application de l'Aimant*, très artistement éditée, avec des portraits et figures, est un ouvrage de vulgarisation des plus intéressants, tant au point de vue physique qu'au point de vue physiologique et thérapeutique. Il contient un historique de l'application de l'aimant en médecine, depuis les temps les plus reculés jusqu'à nos jours ; une étude sur la physique de l'aimant, où l'auteur révèle l'existence d'une force inconnue qu'il a découverte ; une étude plus remarquable encore sur la physiologie, où la polarité du corps humain est démontrée ; une description des pièces aimantées à employer dans un traitement, et un précis de thérapeutique qui permet au malade de se traiter lui-même sans le secours du médecin. C'est l'application des principes que l'auteur a exposés avec tant de clarté et de précision dans sa *Physique magnétique*.

Cet ouvrage, traduit en espagnol, en italien, en allemand et qui le sera bientôt en toutes les principales langues de l'Europe, se recommande particulièrement à l'attention de ceux qui souffrent, car ils sont assurés de trouver là un moyen simple, facile et peu coûteux de guérir ou de soulager leurs maux.

LES HALLUCINATIONS. — Etude synthétique des Etats physiologique et psychologique de la Veille, du Sommeil naturel et magnétique, de la Médiumnité et du Magisme, par ALBAN DUBET. In-18 de 180 pages. 2 fr.

L'hallucination, a été souvent confondue avec l'illusion. L'auteur s'efforce de lui donner un sens précis, et différencie tous les cas par une classification méthodique. Il étudie l'hallucination dans ses manifestations sensorielle, psycho-sensorielle, psychique, puis télépathique, normale et pathologique, individuelle et collective, pendant la veille et le sommeil naturel ou provoqué ; il traite amplement la question de la médiumnité et de la magie.

Le sujet, insuffisamment traité dans les ouvrages de médecine, est particulièrement intéressant. On y trouve beaucoup d'observations et d'arguments inédits de la plus haute importance.

LE MAGNÉTISME ET LE MASSAGE MENACÉS PAR LES MÉDECINS. Le Procès Mouroux à Angers. Nécessité d'un amendement à la loi sur l'exercice de la médecine, par H. DURVILLE. 72 pages in-18. Prix : 20 cent.

La pratique du massage et du magnétisme est sérieusement menacée par les médecins des syndicats qui, transformant peu à peu la pratique médicale en un vulgaire métier, voudraient parvenir, au détriment de la santé publique, à posséder le monopole exclusif de l'art de guérir. Poursuivant leur œuvre d'industriels après avoir vaincu rebouteurs, masseurs, magnétiseurs des campagnes, ils s'attaqueraient certainement aux praticiens de Paris.

Les médecins syndiqués, qui ne représentent réellement qu'une insignifiante minorité, ont décidé de poursuivre tous ceux qui guérissent les malades sans être docteurs en médecine. Mais, s'ils poursuivent, certains tribunaux acquittent ; c'est le cas de la Cour d'appel d'Angers, devant laquelle trois affaires de ce genre ont été portées.

Cela ne fait pas l'affaire des médecins, qui en appellent à la Cour de cassation. Mais, sûrs d'être condamnés, ils parlent déjà de porter la question devant le Parlement, afin d'obtenir un amendement à la loi en leur faveur. C'est pour cela qu'ils ont intenté un procès à Mouroux, sachant bien que celui-ci serait acquitté en première instance et en appel.

Après avoir donné des considérations du plus haut intérêt sur la pratique du massage et du magnétisme, et sur les prétentions injustifiées des médecins, l'auteur publie les débats du procès, analyse la plaidoirie des avocats, reproduit le jugement d'acquittement du tribunal correctionnel et l'arrêt de la Cour d'appel. Il y a là des faits qui montrent l'immense avantage que le magnétisme possède sur la médecine, et des arguments qui prouvent le bien-fondé des justes revendications des magnétiseurs. Enfin, une lettre de Mouroux, un appel aux masseurs-magnétiseurs ainsi qu'à leurs partisans, pour organiser un pétitionnement dans le but d'obtenir un amendement à la loi où les droits de ceux-ci seraient établis.

On sait que les masseurs et les magnétiseurs guérissent des maux que les médecins sont impuissants à soulager. Chaque malade doit pouvoir se faire traiter comme il veut, et pour lui conserver ce droit indiscutable, ce petit ouvrage, tiré à un nombre formidable d'exemplaires, doit être répandu jusque dans les plus humbles familles. Pour arriver à ce but, la *Librairie du Magnétisme* l'envoie franco, aux conditions suivantes : 100 exempl. 7 fr. ; 50 exempl. 4 fr. 25 ex., 2 fr. 50 ; 10 ex., 1 fr. 15 ; 5 ex, 75 centimes.

LA TERRE. Evolution de la Vie à sa Surface. Son Passé, son Présent, son Avenir, 2 gros vol. in-8 de 372-387 p. avec 66 fig. et un tableau en couleurs du règne végétal et du règne animal, par EMMANUEL VAUCHEZ. Prix 15 fr.

Ouvrage d'enseignement populaire. On y trouve exposés et synthétisés tous les résultats des prodigieuses découvertes scientifiques et spiritualistes de notre époque.

Dans un style clair, à la portée de toutes les intelligences, l'auteur explique la formation du globe terrestre. Il a interrogé d'abord, résumé ensuite, l'astronomie, la physique, la chimie, la géologie, la biologie, l'anthropologie et la sociologie, sans oublier le Magnétisme et même le Spiritisme, pour nous présenter une synthèse de l'évolution de la vie matérielle et spirituelle à la surface de la terre. C'est un livre des plus intéressants, des plus instructifs, pour tous ceux qui veulent se familiariser sans efforts avec les vérités principales du monde scientifique.

HISTOIRE ET PHILOSOPHIE DU MAGNÉTISME avec Portraits et Figures dans le texte. Cours professé à *l'École pratique de Magnétisme et de Massage*, par ROUXEL, 2 vol. in-18. Prix du volume, 3 fr.

Comprend deux volumes qui forment deux parties distinctes : *1. Chez les Anciens*, étudiant minutieusement les doctrines de la magie chez tous les peuples civilisés de l'antiquité l'histoire des sibylles, des voyants, des prophètes et doc inspirés, les guérisons miraculeuses opérées dans les temples et chez les profanes ; l'évolution du magnétisme à travers les siècles, en passant par la sorcellerie du moyen-âge, la cabale et la philosophie hermétique, sans en excepter les trembleurs des Cévennes, les miracles du diacre Paris, la baguette divinatoire, jusqu'aux prodiges accomplis par Cagliostro. *2. Chez les Modernes*, analysant Mesmer, le marquis de Puységur, Deleuze, du Potet, Lafontaine, etc., jusqu'à l'hypnotisme contemporain.

Tout ce qui touche à la question du magnétisme, depuis les temps les plus reculés jusqu'à nos jours : hommes doctrines, théories, tout est étudié avec une rare érudition.

Ces deux volumes sont illustrés de portraits, figures, vignettes. Les portraits des Sibylles, d'Apollonius de Thyane, Agrippa, Roger Bacon, Paracelse, Van Helmont, Kircher, Gréatrakes, Cagliostro, Mesmer, Court de Gébelin de Puységur, Pétetin, Lavater, Deleuze, Bertrand, Noizet, Ricard, Charpignon, Teste, du Potet, Hébert (de Garnay), Lafontaine, Cahagnet, Braid, Charcot, Durand (de Gros), Luys, Allan Kardec, etc., suffiraient, à eux seuls, pour assurer le succès de l'ouvrage.

L'Histoire et Philosophie du Magnétisme laisse fort loin derrière elle tout ce qui a été écrit sur ce sujet.

LA PSYCHOLOGIE EXPÉRIMENTALE. — Manifeste adressé au Congrès Spiritualiste de Londres en juin 1898, par le SYNDICAT DE LA PRESSE SPIRITUALISTE DE FRANCE. In-8° de 32 pages. Prix : 30 cent.

A côté de l'ancienne psychologie philosophico-religieuse, une branche nouvelle, la *Psychologie expérimentale*, prit naissance il y a 50 ans, et donna des résultats d'une importance considérable. L'ancienne psychologie n'a aucune preuve matérielle de la survivance de l'âme, tandis que la nouvelle en possède de certaines, d'indiscutables, acquises spontanément ou par voie expérimentale.

Expérimenter avec l'âme humaine pour sujet, voilà une étude qui paraîtra au-dessus des forces humaines à plus d'un psychologue de l'ancienne école ; et pourtant, rien n'est plus certain. On l'étudie dans ses manifestations extra-corporelles et l'on acquiert la certitude absolue, non-seulement de son existence, mais aussi de sa survivance au-delà du tombeau : la mort n'est qu'un chaînon de l'immortalité ; le mort vit et on peut communiquer avec lui.

Cet opuscule n'est pas un traité qui enseigne les moyens d'acquérir cette preuve ; c'est un exposé méthodique de tous les faits psychiques. Les incrédules trouveront des arguments sans réplique et apprendront que d'illustres savants ont patiemment expérimenté, résolu le problème et publié le fruit de leurs travaux — qui jette un jour tout nouveau sur nos destinées, en nous indiquant d'où nous venons, ce que nous sommes et où nous allons.

A titre de propagande, cette brochure est expédiée franco, aux conditions suivantes : 100 exempl.; 12 fr.; 50 ex., 7 fr.; 25, 4 fr.; 10 ex. 2 fr.

THÉORIES ET PROCÉDÉS DU MAGNÉTISME,

avec 8 Portraits et 39 figures dans le texte, par H. DURVILLE. In-18 de 144 pages. Prix : 1 fr.

Tous ceux qui ont écrit sur le Magnétisme ont établi des théories plus ou moins compliquées. Ils ont cherché à faire comprendre que le Magnétisme étant inhérent à la nature des corps organisés, tout le monde pouvait, en employant les procédés consacrés par l'usage, l'appliquer avec plus ou moins de succès, à la guérison des maladies.

Jusqu'à ces dernières années, les effets du Magnétisme étaient expliqués par la *théorie de l'émission*. Un fluide, le *fluide magnétique*, émanant de l'organisme, se communiquait du magnétiseur au magnétisé. Par une série de réactions, il déterminait des modifications organiques, et la conséquence de ces modifications se manifestait par l'amélioration du malade, puis par sa guérison.

Aujourd'hui, la théorie de l'émission est abandonnée. Il n'y a pas de fluide; mais tous les corps vibrent, et leur mouvement se transmet par ondulations. Le mouvement du plus fort s'impose au plus faible, au malade, de telle façon qu'une sorte d'équilibre tend à se faire de l'un à l'autre, et l'un gagne ce que l'autre perd.

Mais, les *Théories* ne suffisent pas, et tous les auteurs sont d'accord pour affirmer que les *Procédés* employés ont une importance considérable. Aussi les uns et les autres recommandent l'emploi des passes, des applications, des impositions, des frictions, etc.; mais aucun d'eux n'explique la manière de procéder.

M. Durville a voulu parer à cet inconvénient et faire une méthode simple et facile pour magnétiser. En quelques mots, il fait l'historique de chaque procédé aux différentes époques de l'histoire, expose la technique, et montre de la façon la plus compréhensible, le mécanisme de tous les mouvements. Un grand nombre de figures spéciales intercalées dans le texte accompagnent la description.

Si ce petit ouvrage ne suffit pas au praticien qui a besoin de connaître tous les secrets de son art, il suffit à l'amateur, au père ou à la mère de famille, qui veut pour ses besoins, pratiquer le magnétisme curatif au foyer domestique. En dehors de la *Physique magnétique* du même auteur, c'est le seul ouvrage où le Magnétisme soit expliqué par la théorie de l'ondulation; c'est le seul dans lequel on trouve la description méthodique de tous les procédés employés pour magnétiser, le mode d'action de chacun d'eux, et les divers cas dans lesquels on les emploie.

A ces titres, le petit ouvrage : *Théorie et Procédés du Magnétisme* de M. H. Durville s'impose l'attention de tous.

L'ENSEIGNEMENT DU MAGNÉTISME à l'*École pratique de Magnétisme et de Massage*. Règlement Organisation, par H. DURVILLE. Statuts de la *Société magnétique de France* et du *Syndicat des Masseurs et Magnétiseurs*. In-18 de 96 pag. 3e édit. Prix : 60 cent.

Le titre de cet opuscule indique suffisamment son objet. Rédigé avec le plus grand soin, il constitue le guide indispensable des élèves, qui trouvent là tous les renseignements nécessaires, depuis l'inscription à l'*École* jusqu'aux examens, en passant par le programme détaillé de toutes les matières enseignées dans les différents cours. On y voit jusqu'à la reproduction des *Diplômes*, des *Prix* et *Certificats* délivrés aux élèves. Un historique de l'enseignement du Magnétisme et une appréciation sur la valeur morale des Diplômes de l'*École*, en fait un ouvrage intéressant tous les partisans du Magnétisme et du Massage.

PRINCIPES GÉNÉRAUX DE SCIENCE PSYCHIQUE par Albert JOUNET. Broch. de 36 pages. Prix : 20 cent.

Contient l'énoncé des lois et propriétés fondamentales de la *force psychique*, que l'auteur considère comme un agent physique. Cet agent est dans tous les êtres; à des degrés divers, il est une force universelle que peuvent soumettre, diriger et manier les êtres pensants, visibles et invisibles.

Les phénomènes psychiques sont d'ordre naturel, mais influencés ou pouvant l'être par un *surnaturel mauvais* ou un *surnaturel divin*, et suivant l'intention, l'agent psychique peut être bienfaisant ou nuisible. Il dépend de nous, de notre savoir, de nos aspirations, d'en user en bien ou en mal. M. Jounet lui reconnaît six propriétés, qui ont pour base la polarité, d'après les travaux de Reichenbach, de Rochas, Durville. En effet, la polarisation paraît expliquer les faits psychiques d'une manière claire et précise.

Quand on aura lu cet ouvrage avec toute l'attention qu'il mérite, on sera frappé de l'importance des découvertes magnétiques. La polarité expliquerait donc aussi les phénomènes spirites et occultes.

C'est d'ailleurs la conclusion qui se dégage de ce remarquable travail. A titre de propagande, la brochure est expédiée franco aux conditions suivantes : 100 exempl., 7 fr. ; 50 exemp., 4 fr.; 25 ex., 2 fr. 50 ; 10 ex., 1 fr. 25.

LA DOCTRINE CATHOLIQUE ET LE CORPS PSYCHIQUE, par ALBERT JOUNET. Broch. de 72 p. Prix . 20 cent.

Cet opuscule peut être envisagé sous deux points de vue: 1e catholique orthodoxe ; 2e de recherche scientifique. Les catholiques, instruits, chercheurs, verront que la science n'est pas ennemie de la *vraie* Foi ; et les hommes scientistes purs, sans préjugés, pourront constater qu'un homme de foi véritable peut être aussi un indépendant dans la libre recherche, aussi bien dans le visible que dans l'invisible.

Le corps psychique, ou double organique, est considéré par l'auteur, d'accord avec certains docteurs de l'Eglise, comme une probabilité équivalant à une démonstration. Les faits à l'appui, très nombreux, sont passés en revue d'une façon méthodique. Il y a des arguments absolument péremptoires.

La connaissance tend à remplacer la croyance ; et évidemment, tel est bien le but de la Science.

Ce petit ouvrage ouvrira les yeux d'un grand nombre de catholiques et les décidera à entrer résolument dans la voie scientifique, la seule qui puisse mener l'homme à la connaissance rationnelle de ses destinées.

ANALOGIES ET DIFFÉRENCES ENTRE LE MAGNÉTISME ET L'HYPNOTISME, avec 8 portraits, par J.-M. BERCO. Mémoire couronné par la *Société Magnétique de France*. In 18 de 72 pages. Prix 60 cent.

Qu'est-ce que le Magnétisme, qu'est-ce que l'Hypnotisme? [illegible]t-ce une seule et même chose, sont-ce deux ordres de [illegible]nomènes différents? Depuis que les magnétiseurs ont [illegible] de poussés par les hypnotiseurs, il n'y a que les Maîtres de l'art [illegible] en savent quelque chose. Pour le plus grand nombre [illegible] médecins et des savants qui observent la *mode scientifique*; pour le paysan comme pour le badaud des grandes cités qui suivent les moutons de Panurge sans savoir pourquoi; même pour beaucoup de gens du monde, le Magnétisme est mort et l'Hypnotisme seul subsiste.

C'est une erreur profonde ; le Magnétisme, très ancien n'a jamais cessé d'exister, et l'Hypnotisme n'est qu'un enfant. Le premier est le *père* de celui-ci, et les deux *vivent* côte à côte ; mais ils vivent en mauvaise intelligence ; le fils, qui est fort loin d'avoir les qualités du père, en mauvais qu'il est, cherche à cacher sa paternité.

Les hypnotiseurs, et avec eux la plus grande partie des savants, ont jeté la confusion la plus déplorable sur la question. Si les uns ont affirmé que le Magnétisme ancien est devenu l'Hypnotisme nouveau, d'autres soutiennent que le premier n'a jamais rien valu et que le second mérite seul la confiance du public. D'autres enfin, et c'est le plus grand nombre, même parmi les praticiens, continuent à admettre et à pratiquer le Magnétisme comme on le faisait il y a cinquante ans ; mais ils lui donnent le nom d'Hypnotisme, plus nouveau et mieux à la mode. Enfin, la question est si embrouillée que le plus fort finit parfois par ne plus rien y comprendre.

C'est pour résoudre cette importante question que la *Société Magnétique de France* l'a mise au concours. Des mémoires lui ont été remis, et celui qui fait objet de ce travail a obtenu le Premier prix.

La confusion n'est pas possible ; il y a deux ordres de phénomènes : le *Magnétisme* d'une part, l'*Hypnotisme* de l'autre. On observe certaines analogies entre eux, mais encore davantage de différences. Ces *Analogies* et ces *Différences*, exposées avec la méthode la plus rigoureuse, montrent qu'il est impossible de les confondre ensemble sous une même dénomination.

Les *Analogies et Différences entre le Magnétisme et l'Hypnotisme* constituent l'ouvrage le plus intéressant, qui se soit jamais adressé aux partisans d'une doctrine scientifique, car il doit mettre fin à une déplorable hérésie scientifique.

SECRETS MERVEILLEUX pour la guérison de toutes les maladies physiques et morales, par l'*abbé* Julio. In-18 de 587 pages, avec 2 portraits et 22 figures coloriées. Reliure souple. Prix 12 *fr.*

Ce volume, qui a coûté à l'auteur deux ans de recherches patientes est le complément des *Prières merveilleuses* dont la dernière édition, répandue dans tous les pays du monde, est maintenant épuisée.

Les Secrets merveilleux sont le *vade-mecum* de ceux qui veulent faire du bien à leurs frères ; car, contenant les secrets des guérisseurs de tous les pays, ils opèrent des cures merveilleuses et résument tous les ouvrages antiques occultes, qui sont presque introuvables.

Ce livre est demandé même par les prêtres intelligents, d'abord parce qu'il est orthodoxe, contenant les formules rituelles consacrées par l'église et approuvées par le souverain Pontife ; ensuite parce que ce précieux recueil leur apprend à sauvegarder les intérêts matériels de leurs paroissiens, à se faire mieux comprendre et aimer d'eux, expérimentant ainsi que par les choses temporelles on atteint plus sûrement les spirituelles.

Il est surtout le livre de chevet de ceux qui souffrent car, avec la foi, il n'est pas une maladie que l'on ne puisse guérir, une seule grâce que l'on ne puisse obtenir.

AVANT-PROPOS

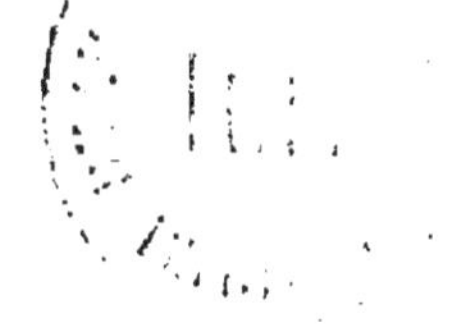

Les médecins officiels, c'est-à-dire les membres des Académies, les professeurs des Facultés, les praticiens des hopitaux, fidèles conservateurs des traditions routinières de l'École, sont et resteront presque tous les ennemis naturels de toute innovation et de toute liberté. Mais un très grand nombre de ceux qui, n'émargeant pas au budget, n'ont à compter que sur leur clientèle, feront cause commune avec nous pour obtenir la révision de la loi qui portera bientôt un préjudice considérable à leur considération et à leurs intérêts matériels. Les uns demanderont avec nous la liberté absolue de l'art de guérir sous la seule garantie des lois de droit commun, tandis que les autres, partisans convaincus du privilège que leur confère ce hochet que l'on appelle un diplôme, réclameront seulement la réglementation de la pratique magnétique, et la création d'un diplôme spécial pour les masseurs et les magnétiseurs qui deviendraient leurs auxiliaires.

Dans tous les cas, le magnétisme ne resterait pas hors la loi, et la flagrante injustice qui fait des masseurs et des magnétiseurs autant de délinquants, ne saurait être longtemps tolérée.

Avant que le " Journal du Magnétisme " n'ouvrît la campagne pour réclamer le libre exercice de l'art de guérir, des voix autorisées s'étaient déjà élevées, parmi les médecins, pour demander cette liberté nécessaire. Depuis, un grand nombre ont envoyé leur adhésion à la Ligue, avec des considérations plus ou moins étendues.

Voici quelques-uns de ces documents qui montrent la question sous son véritable jour.

H. D.

I

Article publié par le Docteur G. Daremberg, correspondant de l'Académie de médecine, dans le *Journal des Débats* du 22 juin 1891, sous le titre : *La nouvelle loi sur l'exercice de la médecine.*

La commission sénatoriale chargée d'examiner le projet de loi sur l'exercice de la médecine, déjà voté par la Chambre, vient de commencer ses travaux. Nous avons vu avec le plus grand plaisir que cette commission désirait modifier plusieurs articles de ce projet de loi antilibéral. Le texte actuel forme une suite d'une trentaine d'articles consacrés presque tous à la protection des docteurs en médecine français contre les médecins étrangers ou les Français dépourvus de diplôme, qui voudraient exercer la médecine. On ne parle que d'exercice illégal, de monopole, de privilèges; puis d'amendes, de prison, pour les malheureux qui se permettraient, sans diplôme, de donner des consultations médicales, même gratuites. Nous ne voulons certes pas prendre la défense des charlatans, des rebouteurs, des sorciers; mais il y a une foule de braves gens, des prêtres, des sœurs, de simples laïques qui, dans les campagnes privées de tout médecin, portent ou distribuent aux indigents des remèdes réconfortants, des révulsifs anodins, voire même des purgatifs et qui, souvent, leur donnent d'excellents conseils, en l'absence d'un praticien diplômé. La nouvelle loi est terrible pour ces audacieux: 100 à 1,000 fr. d'amende; quinze jours à six mois de prison. Si malheureusement cet article était adopté par le Sénat, on ne trouverait jamais un tribunal pour l'appliquer aux personnes dévouées qui soignent gratuitement les panaris, les fluxions, les rhumes, les embarras d'estomac, etc. Quant aux personnes non diplômées qui exercent journellement la médecine et se font payer, nous avouons que nous ne serions guère sévère contre elles, si elles ne commettent pas de fautes graves ou d'erreurs grossières qui tombent sous le coup du droit commun: blessure ou homicide par imprudence. Pourquoi ne pas laisser le public choisir entre les bons et les mauvais médecins ? Nous ne confierions pas notre santé à un grand nombre de praticiens diplômés, tandis que nous nous serions très bien fait traiter par M. Littré, qui n'était ni docteur ni officier de santé, et cependant soignait parfaitement bien les paysans du Mesnil, où il passait l'été. Et puis dans les villages qui ne possèdent pas de médecins, faut-il laisser les gens mourir parce qu'aucun habitant n'a de diplôme ? Il est bien plus humain de pousser les curés, les sœurs, les maîtres et maîtresses d'école à faire de la bonne petite médecine d'urgence, à donner des conseils hygiéniques. Le Code pénal sera toujours là pour empêcher les gens trop zélés de faire des imprudences et de nuire à leurs clients. S'il est peut-être nécessaire d'augmenter les peines ordinaires, en cas d'accidents causés par les guérisseurs, il nous paraît absolument inutile de détruire la charité médicale, l'assistance dans les faubourgs et dans les campagnes. L'exercice de la médecine doit être libre. Quand il est gratuit, il ne devrait jamais être condamnable, s'il n'est pas nuisible aux malades. Et si nous ne craignions d'épouvanter tout le corps médical, nous demanderions que l'article 1er de la loi fût ainsi conçu : " L'exercice de la médecine est libre en France; les malades seront protégés contre l'impéritie possible des médecins par les lois de droit commun." Si l'on voulait donner aux médecins français la seule protection qui soit accordée aux médecins anglais, on pourrait ajouter : "Les médecins diplômés pourront seuls réclamer leurs honoraires en justice, et être appelés aux fonctions publiques médicales."

Comme la nouvelle loi est loin de marcher dans cette voie libérale ! Tout au contraire, elle veut supprimer les officiers de santé. Cette suppression serait très regrettable; elle priverait les villes et les campagnes d'excellents praticiens, suffisamment instruits pour soigner les maladies, les plaies, les fractures, les luxations. Il y aura toujours à côté d'eux de grands chirurgiens pour faire les opérations difficiles, et de grands médecins pour traiter les maladies rares.

La nouvelle loi, qui est vraiment féroce, défend à une personne ayant à la fois le titre de docteur en médecine et celui de pharmacien d'exercer ces deux professions simultanément. Cet article est d'une injustice révoltante; il n'y a aucune incompatibilité entre ces deux professions. Les usages actuels de la population française montrent que les gens peu fortunés désirent demander à la même personne le conseil et le médicament. Il est très agréable aux paysans, aux ouvriers, aux petits boutiquiers d'entrer en passant chez le pharmacien et de lui demander une potion pour calmer la toux, un baume pour calmer les douleurs, un vin ou un sirop tonique. Ils évitent ainsi la perte de temps entraînée par l'attente à la consultation du médecin et, si le pharmacien est honnête, ils économisent le prix d'une visite médicale. Tous les jours, tous les pharmaciens de France donnent de pareilles consultations sans avoir le diplôme de docteur; cependant personne n'ose les poursuivre pour exercice illégal de la médecine. Et la nouvelle loi exige non seulement que cette tolérance soit abolie, mais que le docteur en médecine perde tous ses droits, dès qu'il devient pharmacien. C'est le contraire de la liberté, de la justice, de l'équité, de la raison. Du reste, cet article, comme la plupart des autres articles de la loi, serait inapplicable, parce que les contraventions seraient innombrables.

La nouvelle loi est tout aussi antilibérale en déclarant que les dentistes devront, eux aussi, être munis d'un brevet. Paris et les grandes villes de France sont aujourd'hui peuplées de dentistes qui n'ont aucun diplôme et qui savent parfaitement bien soigner ou arracher les dents, et même poser des râteliers. Ils ne provoquent pas plus d'accidents par l'anesthésie que les médecins diplômés. M. Léon Labbé a dit à l'Académie de Médecine que l'on avait constaté 16 décès par le chloroforme dans les hôpitaux de Paris pendant ces derniers mois. Il y a certainement de très mauvais dentistes, mais le public sait bien faire le vide autour d'eux. Et puis, croyez-vous que les dentistes des campagnes prendront la peine, le temps et l'argent nécessaires pour obtenir un diplôme ? Ils continueront leur métier d'arracheurs de dents, parcourront les villages avec une grosse caisse, et des bocaux contenant des fœtus ou des vers solitaires, ébahiront les bons paysans, vendront des petites fioles inoffensives, extirperont les molaires en musique, amuseront tout le monde, et ne feront guère plus de charlatanisme que certains médecins diplômés qui affichent leur nom sur les murs. Cette manie du diplôme, cette ingérence tracassière de l'Etat, protégeant les monopoles et entravant la liberté des malades, sont vraiment alarmantes, et bientôt il faudra avoir passé des examens devant une Faculté de Médecine pour couper une verrue ou faire sur la tête une friction avec de l'eau de quinine. On ne doit pas oublier que le public ne demande nullement à être ainsi protégé; ce sont les corporations qui demandent à l'être.

Les médecins étrangers qui viennent exercer en France sont aussi traités fort durement. Ils devront obtenir le titre de docteur en médecine. Mais l'Etat garde le pouvoir de dispenser quelques postulants recommandés par leurs ambassades. Si l'on n'admet pas l'exercice libre de la médecine, il conviendrait de ne rien changer aux usages actuels. Les médecins étrangers sont autorisés à passer, en quelques jours, devant une Ecole de Médecine, tous les examens d'officier de santé. Pour maintenir cette mesure libérale, il convient de conserver le titre d'officier de santé. La France a un grand intérêt à attirer les médecins étrangers à Paris, dans les stations balnéaires et hivernales. Car les médecins anglais attirent les Anglais, et les Anglais dépensent des sommes considérables en France. Il est insensé de dire : Si l'on ne facilite l'accès de notre pays aux médecins étrangers, les étrangers se feront soigner par les médecins français. Les Anglais veulent se faire soigner par des Anglais, ils veulent acheter leurs drogues chez les Anglais, avoir des gardes-malades anglaises; ils ne fréquentent plus que les hôtels inspectés par des ingénieurs sanitaires anglais. Donc plus de médecins anglais en France, plus d'or anglais dépensé en France. Voilà une protection qui servira singulièrement les intérêts du pays. Nous n'aurions à louer qu'un seul article de cette nouvelle loi, si par malheur elle était adoptée, celui qui oblige les docteurs en médecine à déférer aux réquisitions de la justice et empêche le retour possible de scandale analogue à celui qui eut lieu à Rodez, où tous les médecins refusèrent d'aller examiner un cadavre. Il est bien juste que l'Etat impose des devoirs aux hommes qu'il comble de privilèges exorbitants. En outre, si cette loi néfaste était adoptée, il faudrait spécifier que le concours fourni à la justice par les docteurs est absolument gratuit, et que ces mêmes docteurs devront opérer gratuitement les vaccinations et revaccinations.

Mais nous espérons que cette loi sera rejetée, au moins sous sa forme actuelle. Elle n'est réclamée que par un nombre infime de médecins. L'exeice illégal de la médecine est impossible à détruire; tout le monde fait de la médecine, comme tout le monde fait de la politique. Il convient seulement d'augmenter les peines infligées aux médicastres maladroits qui auront causé l'aggravation de la maladie ou la mort de leurs patients. Il est nécessaire de conserver les officiers de santé, non seulement en France, mais en Algérie et dans les colonies. Nous devons faciliter l'accès de notre pays aux médecins étrangers qui attirent leurs compatriotes sur notre territoire. Il n'est nullement nécessaire d'avoir un brevet pour soigner les dents. Le bon médecin n'a pas besoin d'être protégé; son savoir suffira à lui attirer des clients. Pour augmenter le nombre des bons médecins il n'est pas nécessaire de faire de nouvelles lois; il faut compléter l'enseignement médical pratique.

Si l'on nous accorde toutes ces vérités, la nouvelle loi devra être entièrement refondue; c'est la tâche que nous désirons voir entreprendre par la commission du Sénat.

Docteur G. Daremberg.

II

Le docteur Folet, doyen de la Faculté de médecine de Lille déclare qu'il n'est pas partisan de la Liberté de la médecine et donne plusieurs raisons dont la principale peut se résumer ainsi : Ceux qui n'ont pas leur diplôme de docteur peuvent nuire à la santé publique. Le docteur Daremberg y répond dans un intéressant article dont j'extrais ce qui suit (les deux articles sont insérés dans le *Journal des Débats* du 30 Août 1891):

Nous espérons prouver à notre très savant contradicteur, M. le docteur Folet, que nos doctrines ne sont aucunement dangereuses pour les malades.

Tout d'abord, il faut éliminer l'intérêt des malades riches et pourvus d'une instruction moyenne. Je pense que personne ne pourra penser que ces patients sont incapables de reconnaître la différence qui existe entre un médecin et une sommambule. S'ils vont consulter pour leurs maladies le zouave Jacob, les bonnes sœurs ou les tireuses de cartes, c'est que cela leur plaît, et je ne vois vraiment pas pourquoi l'Etat les priverait de ce plaisir ou de cette consolation. Les malades, de toutes les conditions sociales, veulent être guéris. C'est leur droit; mais, comme bien souvent nous ne pouvons pas les guérir, ils vont consulter des charlatans, les uns diplômés, les autres simples amateurs. Voulez-vous empêcher cela avec une loi ? Vous en serez bien incapable. On ne refait pas avec une loi l'esprit des hommes du monde entier. Tant que la science médicale ne sera pas infaillible, et elle ne le sera probablement jamais, il y aura de beaux jours pour le charlatanisme. Je me rappelle avoir rencontré, il y a une quinzaine d'années, dans une petite ville du Midi, une superbe voiture à quatre chevaux, toute dorée, surmontée de trois forts gaillards qui soufflaient dans des trombones et tapaient sur une grosse caisse. Sur le siège, un beau garçon débitait à la foule un discours dans un italien d'une pureté irréprochable. Il guérissait tout avec une petite boîte de pommade qu'il vendait pour quelques sous. A la fin du discours, j'entrai déjeuner dans une petite auberge où je demeurais; quel ne fut pas mon étonnement de voir mon beau charlatant venir s'assoir à côté de moi à la table d'hôte et me tenir à peu près ce langage : " Mon cher confrère, car je suis docteur en médecine de l'Université de X... (Italie), je végétais dans une petite bourgade, je me battais contre la misère, j'allais être vaincu, quand un commerçant du pays me proposa de monter avec son argent une voiture de charlatan. Je fis fabriquer une pommade inoffensive, composée de vaseline, d'opium et de camphre; c'est très bon contre les douleurs, j'en vends des milliers de boîtes sur le littoral méditerranéen; j'y gagne beaucoup d'argent, et je suis très heureux. Mais surtout, cher confrère, ne dites à personne que je suis médecin, je ne vendrais plus un seul gramme de ma pommade ! " Eh bien ! oui, il faut aux uns de la grosse caisse, aux autres du mystère. Mais les médecins diplômés ne jouent-ils pas aussi de la grosse caisse et du mystère ? Je crois que le remède de Koch contre la tuberculose en a joliment joué.

Donc la liberté de l'exercice de la médecine,

— ou l'autorisation de l'exercice illégal, ce qui est la même chose, — ne changerait nullement les habitudes des gens riches et instruits. Mais là où vous avez parfaitement raison, mon savant confrère, c'est quand vous défendez les pauvres et les ignorants contre les charlatans. Je vous applaudis de tout cœur quand vous condamnez des sœurs ou des rebouteurs qui, par leur maladresse, rendent infirmes les malheureux ouvriers, et je voudrais les voir condamner par les tribunaux. J'ai dit et je maintiens que les sœurs, et tous les gens charitables, pouvaient rendre d'immenses services en faisant de petits pansements et en donnant quelques remèdes anodins. Je l'ai dit, parce que je l'ai vu. Mais les braves gens dont je parle, et que je connais très intimement, n'hésitent pas une seconde à envoyer chez le médecin dès que le cas est grave ou simplement douteux, et ils payent ce médecin de leur poche. Faut-il qu'une loi draconienne vienne changer ces habitudes ? C'est impossible, tant que vous n'avez pas les moyens pécuniaires d'installer sérieusement l'assistance médicale dans les campagnes. Que demandent les paysans ou les ouvriers ruraux ? D'être soignés aussi vite que possible, avec le moins de frais possible. Or, le médecin ne se dérange pas pour rien, et il a bien raison; puis il est difficile de faire une ou deux lieues pour aller le consulter. Alors, il y a la bonne sœur, quand ce n'est pas une prétendue sorcière. Il est bien certain que je serais très heureux de voir ces pauvres diables soignés par un chirurgien des hôpitaux de Lille ou un médecin des hôpitaux de Paris; mais cet oiseau rare manque dans les campagnes, il faudra, malgré toutes les lois, tolérer la médecine illégale, tant que l'on n'aura pas créé, comme en Russie et en Italie, des médecins municipaux qui seront choisis par les autorités municipales ou départementales. Ces autorités ne donneront ces places qu'à des médecins possédant des diplômes de l'Etat. Et alors la liberté de l'exercice de la médecine n'aura plus aucun inconvénient pour les malades qui pourront toujours s'adresser au médecin officiel.

. . . .

Et, puis, si l'Etat a des devoirs, la corporation médicale devrait aussi en avoir. Quand on veut des privilèges, il faut les mériter, et n'admettre dans son sein que des hommes faisant honneur à la profession. Autrefois, les docteurs juraient en grande pompe qu'ils observeraient le fameux serment d'Hippocrate. Autrefois, on prêtait volontiers au médecin l'esprit de " sacerdoce ". Aujourd'hui, la lutte pour l'existence, la cherté de la vie ont fait envoler le serment d'Hippocrate et le sacerdoce. C'est regrettable. Ces vieilles formules étaient le symbole de devoirs élevés. Le médecin antique et solennel était quelquefois ridicule, mais il était toujours digne. Il aurait cru déroger à son " sacerdoce ", en se compromettant dans de fâcheuses promiscuités commerciales. Il ignorait les ententes avec les hôteliers, les pharmaciens, les spécialistes et les opérateurs. Je sais fort bien que ces tristes agissements ne sont mis en pratique que par une très infime minorité de médecins; elles n'en sont pas moins déplorables pour l'honneur professionnel. Aussi approuvons-nous pleinement le projet d'un Conseil de l'ordre médical, proposé par notre distingué confrère, le docteur Surmay, de Ham. Mais détournons les yeux de ces petites faiblesses de la nature humaine et examinons quelques observations de M. Folet.

. . . .

Je serai très heureux, si mon cher et savant confrère de Lille, si tous mes honorables correspondants et contradicteurs voulaient bien admettre, après cette réponse, que la liberté de l'exercice de la médecine ne nuira pas à la santé des malades, si on fait trois réformes : 1° une loi sur l'assistance médicale dans les campagnes; 2° un réglement rendant plus difficile l'obtention des diplômes tout en supprimant la nécessité de savoir le grec et le latin pour être médecin; 3° l'établissement d'un Conseil de l'ordre médical. Quand ces trois réformes auront été effectuées, les malades sauront que l'Etat ne leur envoie que de bons médecins, et qu'il les offre gratuitement aux pauvres et aux ignorants. Après cela, les gens seront libres d'aller à Lourdes ou chez la diseuse de bonne aventure.

Et alors on comprendra que la vraie loi qui intéresse la santé publique, c'est celle qui forcera les municipalités à fournir de l'eau pure, des rues propres, des égouts parfaits à leurs habitants.

Docteur G. Daremberg.

III

Le docteur Magitot publie dans le *Temps* du 21 août 1891 un excellent article ayant pour titre la *Nouvelle loi sur l'exercice de la médecine*. L'auteur trouve souverainement injuste, antilibéral, le projet adopté par la Chambre des députés, et en espérant que le Sénat y apporte des modifications importantes, il le combat par des arguments sans réplique. Ces arguments ne touchant, presque tous, qu'à des questions de pratique médicale, qui ont d'ailleurs beaucoup d'analogie avec celles qui sont traitées dans les deux articles précédents, je me contente de citer ici les paragraphes suivants :

Depuis que la loi nouvelle sur l'exercice de la médecine a été votée par la Chambre, il s'est produit dans le monde médical et dans la presse un grand mouvement d'opinion qui, nous devons l'avouer, ne lui est point favorable. On en a vivement commenté et discuté le texte; on a relevé des articles que l'on trouve inadmissibles; on a signalé des contradictions nombreuses, des sévérités excessives. Bref, on a déclaré cette loi imprudente et inapplicable, antilibérale même et inférieure, en un mot, à la vieille loi de ventôse an XI qu'elle est appelée à remplacer. Aussi, les regards se tournent-ils maintenant vers le Sénat, qui doit prochainement en aborder la discussion et sur lequel on compte pour y apporter des modifications profondes.

. . . .

Tels sont les points essentiels où éclatent avec le plus d'évidence les imperfections de la loi votée par la Chambre des députés. Il en est d'autres encore qui mériteraient également d'être dénoncés et discutés : ceux, par exemple, qui sont relatifs aux pénalités excessives édictées contre l'exercice illégal de la médecine, contre le cumul, ceux qui règlent le rôle du médecin en justice, etc.

Que fera le Sénat ? On prête généralement à la commission d'examen l'intention d'apporter au texte de la loi bien des modifications. Une enquête a été ouverte auprès des conseils généraux, réunis en ce moment même, auprès des sociétés ou corporations médicales; on a entendu les dépositions d'un certain nombre de médecins autorisés par leur compétence ou leurs travaux. Nous connaîtrons bientôt les résolutions prises.

Et cependant il est une certaine solution qui a été déjà indiquée de divers côtés. Cette solution un peu violente, il est vrai, assez improbable dans l'état actuel de nos esprits, consisterait à proclamer purement et simplement la liberté de l'exercice de la médecine sous la seule garantie des lois de droit commun.

Mais c'est là une révolution à laquelle nous ne sommes nullement préparés, car aussi longtemps que nous n'aurons pas rompu avec les vieilles idées de protection, de privilèges et de monopole, nous resterons bien loin de la liberté.

. . . .

Docteur E. Magitot.

IV

Le projet de loi sur l'exercice de la médecine, élaboré par la Chambre des Députés va être discuté au Sénat, et des modifications sans importance y seront apportées. Le Docteur Daremberg écrit, dans le *Journal des Débats* du 29 mars 1892, une étude critique très documentée sur l'ensemble du projet. Voici la fin de cet article qui intéresse autant les médecins et les penseurs que les partisans du libre exercice de la médecine.

Les pénalités édictées par la commission sénatoriale contre les personnes qui exerceront la médecine sans diplômes sont excessives. La loi a parfaitement raison de punir sévèrement ceux qui usurpent le titre de docteur ou d'officier de santé. Mais elle est bien antilibérale, quand elle condamne à une amende variant de 100 fr. à 500 fr. les braves gens qui donnent au personnel de leurs fermes du sirop de Tolu ou un lavement purgatif; à une amende variant de 500 fr. à 1,000 fr. et à un emprisonnement variant de quinze jours à six mois, les braves gens qui, après une première condamnation, persisteraient à distribuer des sirops calmants ou du sulfate de magnésie. J'espère bien sincèrement que le Sénat repoussera de pareils articles de loi, dignes des plus tristes temps où florissaient les corporations et les privilèges. Le malade a bien le droit de se faire soigner par qui il veut, surtout si on ne lui demande pas d'honoraires, si, par-dessus le marché, on lui donne gratuitement des remèdes inoffensifs, si enfin le praticien volontaire n'a nullement la prétention de posséder un grade plus ou moins doctoral.

La nouvelle loi contient deux articles qui provoquent les plaintes de tous les médecins praticiens et qui sont, au contraire, les corollaires naturels de cette œuvre antilibérale. Ces articles veulent forcer les médecins à obéir aux réquisitions de la justice, et les contraindre à déclarer à l'administration les cas de maladies épidémiques qu'ils soignent. M. le professeur Cornil, rapporteur de la commission sénatoriale, dit avec raison aux médecins que l'Etat leur donne des privilèges, et qu'il est très juste qu'il leur demande des services. Puisque le médecin veut être protégé par le gouvernement, il est tout naturel qu'il perde son indépendance et qu'il devienne un agent de l'administration; le médecin ne peut être libre que dans un pays où l'exercice de la médecine est libre ou presque libre, comme en Angleterre. Mais je plains la justice, quand elle aura à s'éclairer avec les rapports d'un médecin qui n'aura jamais étudié la médecine légale, et je plains l'administration, qui chaque jour sera trompée par un praticien ignorant, confondant une diarrhée grave avec le choléra, et la scarlatine avec une éruption provoquée par l'usage de l'antipyrine. Si l'exercice de la médecine restait à peu près libre, comme il l'est en fait, sinon en droit, les médecins pourraient alors refuser de jouer ce rôle d'avertisseur qui frise celui de délateur. La santé publique peut être sauvegardée sans que le médecin intervienne. Le praticien pourrait simplement être obligé de donner par écrit le diagnostic des maladies contagieuses au chef de famille ou au logeur, qui, eux, seraient tenus de faire la déclaration; l'administration ferait vérifier cette indication par le médecin inspecteur des épidémies. Du reste, cette déclaration n'aurait actuellement aucune utilité dans presque toute la France, car, sauf dans trois ou quatre grandes villes, les moyens de désinfection ne sont installés nulle part, pas même dans les stations hivernales, les villes d'eaux, et les stations de bains de mer. Aussi je pense que si ces deux articles sont logiques, ils sont aussi inutiles et aussi antilibéraux que les autres articles de cette nouvelle loi.

Les médecins veulent se faire protéger; ce n'est guère digne d'une profession libérale. Ce n'est pas ce flot d'amendes et de mois de prison qui relèvera notre profession dans l'estime du public. Et au lieu de demander au gouvernement de nous imposer aux malades, nous ferions mieux de relire ce simple fragment de la Loi d'Hippocrate: « La médecine est de tous les arts le plus relevé; mais à cause de l'ignorance de tous ceux qui l'exercent, elle est déjà rabaissée au-dessous de tous les autres. La médecine est la seule profession dont le mauvais exercice n'est puni dans les villes que par l'ignominie. Mais l'ignominie ne blesse pas les gens qui en sont pétris. Car de pareilles gens ressemblent exactement au figurants qu'on introduit dans les tragédies. Comme ceux-ci ont le maintien, l'habit et le masque d'un acteur, mais ne sont pas des acteurs, de même il y a beaucoup de médecins par le nom et fort peu par les œuvres. »

Docteur G. DAREMBERG.

V

Le docteur Meslier, médecin adjoint de l'Hôpital de Barbezieux, écrit au docteur Daremberg la lettre suivante qui est insérée dans le *Journal des Débats* du 21 Mars 1892 :

Je viens de lire dans les " Débats " la discussion que vous soutenez au sujet de la nouvelle loi sur l'exercice de la médecine. Permettez-moi de vous donner mon humble avis. Vous avez absolument raison. Il ne doit y avoir qu'une seule loi sur l'exercice de la médecine: c'est celle qui déclarera libre l'exercice de cette profession, avec la sanction du droit commun. Lorsque l'Etat délivre un diplôme à un docteur en médecine, il ne lui concède pas un privilège, un monopole, et il ne fait que « constater » qu'il est instruit dans l'art médical.

C'est au public à choisir entre le rebouteur qui n'a aucune preuve administrative de son savoir et l'homme qui a fait de longues études et a conquis par son travail un diplôme. Les syndicats sont en général des entreprises instituées pour attacher toute leur vie à des médecins des clients qui s'en vont parce qu'ils n'ont pas trouvé chez eux ce qu'ils espéraient y trouver. C'est le malade mis en coupes réglées.

Il y a des rebouteurs qui rendent de réels services dans les pays où les médecins ne connaissent pas leur affaire. J'en ai vu qui avaient un talent incontestable de diagnostic pour les fractures et les luxations et qui les réduisaient avec beaucoup d'habileté. En outre, ils connaissent des choses que nous ne connaissons pas. Il existe un traumatisme fréquent chez les ouvriers, c'est la luxation du tendon. Les médecins ne connaissent pas cette affection, qui est très douloureuse. La plupart des rebouteurs la réduisent parfaitement et très simplement, et rendent de grands services à la population pauvre. En médecine, il en est de même. Je ne veux pas dire que les sorciers doivent être un article de foi et que je confierais ma santé à l'un d'eux; mais je soutiens qu'il existe des personnes qui ont naturellement le génie médical et qui, après une certaine pratique, font de justes diagnostics et guérissent des malades que des docteurs n'ont pas pu guérir. Pourquoi vouloir empêcher cela ? Si le rebouteur estropie son malade, que le malade le poursuive devant les tribunaux, le rebouteur sera sûrement condamné. Et remarquez que non seulement la liberté du malade, cette liberté qui doit être si entière et si absolue, sera sûrement sauvegardée, car l'Etat peut dire aux gens qui se plaindraient des rebouteurs, des sorciers et guérisseurs: « Mais il existe des gens diplômés par l'Etat, vous pouvez vous adresser à eux. » Les cas de tumeurs blanches, de panaris, de croup invoqués par le docteur Follet ne sont réellement pas probants.

Le panaris, par exemple: il y a beaucoup de médecins, et c'est heureusement la majorité, qui font l'incision profonde prématurée, mais il y en a d'autres et j'en connais, des docteurs diplômés, qui le traitent par l'onguent napolitain et les émollients, voire même l'onguent de la mère; si vous infligez une peine au rebouteur qui les traite aussi de cette façon (façon déplorable, je le reconnais), vous devez aussi condamner le médecin. Pour le croup ? Est-ce qu'un médecin quel qu'il soit peut être sûr d'enrayer cette maladie ? Voyez donc comme les traitements en sont variés et contradictoires, les uns traitent par les caustiques, les autres par le jus de citron, les autres par rien du tout, se contentant de faire un traitement tonique interne. Les uns ne réussisent pas mieux que les autres, et vous voudriez condamner un guérisseur ou une bonne vieille qui donne de l'eau miellée ? Ce n'est pas en infligeant de la prison aux bonnes femmes qu'on les fera disparaître. C'est notre insuffisance à nous qui les fait naître et, tant qu'il y aura des malades et des médecins, il y aura des bonnes femmes. C'est l'impuissance de la médecine et, souvent, l'ignorance du médecin qui la pratique, qui éloigne les malades des médecins. Pour diminuer cette ignorance, il faut de l'émulation, et les guérisseurs, les sorciers, les rebouteurs, il ne faut en avoir cure; ils nous rendent service en nous obligeant à travailler davantage. Un médecin qui ne peut pas vivre de sa clientèle ne doit pas rester médecin, parce qu'il ne connaît pas suffisamment son métier; qu'il en cherche un autre, mais qu'il laisse à son malade et à la famille de son malade la liberté absolue de s'adresser n'importe où pour recouvrer une santé qu'il ne peut pas leur rendre.

La liberté entière, complète, sans entraves, sans bornes ni sans chaînes, voilà la vraie loi qui domine de cent coudées l'exercice de la médecine.

Cordialement à vous,

Docteur Meslier.

VI

Article inédit du docteur Th. Bénard, à Saint-Germain-en-Laye.

Si le diagnostic du médecin était toujours exact et le traitement qu'il indique toujours bien approprié, si son pronostic était justifié en toutes circonstances; en un mot, si le médecin était infaillible, il faudrait, cela est de toute évidence, que l'Etat, dans l'intérêt général, l'imposât à tous les malades, sans aucune exception. Malheureusement, le médecin, si élevé qu'il soit dans la hiérarchie scientifique, ne peut se conférer un brevet d'infaillibilité. L'art médical, malgré tous les progrès réalisés, n'est pas arrivé et n'arrivera peut-être pas de si tôt à la précision mathématique qui en ferait une science exacte. Dans ces conditions, pourquoi forcer la volonté des malades et entraver leur liberté ? Tout le monde sait que, même parmi les princes de la science, il y a souvent, auprès du même malade, divergence complète d'opinions, tant au point de vue du diagnostic qu'au point de vue du traitement. La nature abandonnée à ses propres forces, l'application d'un procédé empirique ont maintes fois donné tort au pronostic des plus savants et le malade se rétablissait contre toute attente. Il faudrait donc que les malades soient astreints, de par la loi, à se faire soigner, à guérir ou à mourir suivant les règles d'un art qui n'est pas encore arrivé à la perfection.

Tel n'est pas mon avis.

En principe, j'admets pour chacun en général la liberté de suivre ses propres aspirations; et pour le malade en particulier, celle de pouvoir demander la santé à qui bon lui semblera. Le malade condamné par la science officielle se refusera toujours, croyez-le bien, à accepter avec résignation l'arrêt qui lui a été signifié; et il en appellera de ce jugement d'autant plus volontiers qu'il est à la connaissance de tous que souvent, comme je le disais tout à l'heure, ces arrêts ont parfois été cassés ou frappés de nullité.

J'admets donc que les soins médicaux peuvent être donnés par le premier venu comme d'ailleurs, de fait, ils l'ont toujours été. En effet, aujourd'hui, qui se prive de pratiquer plus ou moins la médecine ? — Pharmaciens, sœurs de charité, rebouteurs, somnambules, etc., etc., donnent certainement plus de consultations médicales que bon nombre de médecins. Quoiqu'ils soient en contradiction avec la loi, ils peuvent presque impunément exercer un art dont les notions les plus élémentaires leur font souvent défaut. Que la libre pratique de la médecine soit proclamée, tout changera d'allure. Le pharmacien qui empoisonnerait son client, le rebouteur qui estropierait son blessé seront condamnés, soit à la prison pour homicide par imprudence, soit à des dommages et intérêts pour blessures ayant occasionné une incapacité de travail. Ceux qu'ils auraient eu la bonne fortune de guérir s'estimeraient heureux d'être tombés entre les mains de guérisseurs aussi habiles. Que voulez-vous faire à cela ? — Les malades qui ne voient que leurs intérêts sont bons juges en ce qui leur convient. Pourquoi le malade s'adresse-t-il même à un charlatan, au lieu de réclamer les soins éclairés du médecin de sa localité ? — La raison est bien simple: il sait que le charlatan a guéri tel ou tel cas analogue au sien; et il sait aussi, pertinemment, que le médecin n'a obtenu que peu ou point d'amélioration dans d'autres cas semblables.

Donnez donc la liberté de la médecine. Je saurai toujours, moi, malade ne demandant que la santé, faire la distinction entre un professeur de la Faculté, un praticien des hôpitaux, un simple docteur en médecine, un officier de santé et un vulgaire rebouteur. Ma situation de fortune ne me permettant pas de m'adresser aux sommités médicales, en tenant compte des informations qui m'ont été données sur tel ou tel guérisseur, je m'adresserai à celui que je croirai devoir me rendre les meilleurs services. Les titres sont là comme une garantie et je saurai en tenir compte.

Eh ! me diront certains confrères, quelle mouche vous pique donc pour demander que l'on nous crée des concurrents en si grand nombre; quand vous savez que la pratique médicale est déjà si difficile et si peu lucrative ? — A cela, je répondrai deux choses. D'abord, la liberté est un bien nécessaire, ne la refusons à personne, pas plus aux malades qu'aux gens bien portants. Pour ma part, je déclare que je suis heureux, quand l'insuffisance de mes connaissances ne me permettant pas de guérir un malade, je vois celui-ci recouvrer la santé auprès d'un plus savant ou même d'un plus ignorant que moi. Qu'importent en effet, dans ce cas, les mesquines considération d'amour-propre et d'intérêt personnel en comparaison de l'importance du résultat acquis ?

En second lieu, je dirai que les guérisseurs maladroits qui, au lieu de guérir, porteraient préjudice à la santé de leurs malades, bientôt condamnés à des peines plus ou moins sévères, abandonneraient vite une profession qu'ils croyaient lucrative et qui ne rapporte que des désagréments. Leur peu de réussite même sauterait facilement aux yeux des plus simples et le plus grand nombre d'entre eux seraient obligés de fermer boutique, faute de malades à exploiter.

D'autre part, et c'est là ma conviction la plus intime, les guérisseurs non diplômés (j'entends seulement ceux qui n'ont aucune connaissance de l'art médical) perdront, du moment où ils pourront exercer en pleine lumière, tout le prestige que leur donnent actuellement l'irrégularité de leur situation, l'attrait de la chose défendue et la persécution, bien anodine d'ailleurs, des médecins que leur diplôme doit privilégier.

Qui n'a pas lu, il y a deux ou trois ans, l'histoire de ce guérisseur exerçant à Paris, dont le cabinet ne désemplissait pas ? Plainte fut portée contre lui pour exercice illégal de la médecine. Appelé chez le commissaire de police de son quartier, il exhiba, en bonne et due forme un diplôme de docteur en médecine qui lui donnait le droit d'exercer au grand jour. Il raconta son histoire. — Au sortir de l'Ecole, muni de son diplôme, il voulut faire de la médecine; mais les clients ne venant pas, il lui fut impossible de gagner sa vie. Il partit à l'étranger pour tenter fortune dans les affaires. Celles-ci lui réussirent mieux que la médecine et, avec ses économies, il revint à Paris, dans l'espoir d'y vivre tranquillement, quand, par hasard, dans une maison qu'il fréquentait, il rencontra un malade qui avait voyagé de clinique en clinique sans avoir éprouvé de soulagement. Il se fit expliquer son cas, crut comprendre que la guérison était possible, et sans penser à faire de la médecine, il lui remit une ordonnance qu'il ne signa pas. Le malade suivit la prescription à la lettre, fut bientôt amélioré et redemanda d'autres consultations. Enfin, il fut guéri, et, reconnaissant envers son guérisseur, il ne lui marchanda pas les éloges et les recommandations. D'autres malades vinrent à leur tour et quelques-uns furent également guéris; enfin la réputation du guérisseur s'établit. Celui-ci comprenant que son diplôme, ne lui avait servi qu'à éloigner les malades, résolut de faire de la médecine clandestine. En achevant son histoire au magistrat, il eut bien soin de lui recommander de ne pas parler de cette aventure; car, ajouta-t-il, « si mes malades savaient que je suis médecin, ils ne viendraient plus à moi. » L'histoire parut assez piquante, et le secret ne fut pas gardé.

Je le répète encore, qu'on accorde la liberté de la médecine, les malades et les bons médecin n'auront qu'à y gagner.

Docteur Bénard.

VII

Voici une lettre du docteur Desjardin de Régla, l'élégant écrivain que tous les magnétistes connaissent, l'auteur de *Jésus de Nazareth*, des *Bas-fonds de Constantinople*, de *La Turquie officielle*, etc., etc. qui a toujours défendu, jusque dans les journaux de médecine, la liberté pour tous de soigner et de se faire soigner comme ils l'entendent. Sa lettre exprime l'opinion d'un philosophe mécontent de l'état social actuel où tout est soumis au régime du privilège et du monopole; mais, plus tard, il se réserve le droit de « traiter la question doctoralement, *ex-professo*, en médecin vieilli sous le harnais. » Cette dernière étude sera publiée dans une seconde brochure qui paraîtra dans quelques mois.

Asnières, le 2 Juin 1892.

A Monsieur Durville,

Vous me demandez, cher Monsieur, mon

opinion sur la campagne que vous entreprenez en faveur de la liberté de la médecine.

Rien de plus facile: Je suis contre l'anarchie des idées, des choses et des hommes; mais je suis partisan absolu, sans restriction, de toutes les libertés, et n'admets, comme limite de ces libertés, que la responsabilité qui incombe à tous les citoyens majeurs, par conséquent responsables des résultats de leurs actes.

Or, parmi les libertés que j'estime absolument nécessaires à la marche progressive de l'humanité, si tant est que cette dernière soit autre chose qu'un écureuil tournant dans sa cage, — celle de la médecine et de tout ce qui touche à la conscience humaine et à notre instinct de conservation, me paraît être la plus rationnelle, la plus juste, et la plus nécessaire.

Il y a longtemps que j'ai écrit pour la première fois: “ La science et la religion libres dans l'état libre ”. Mais, par le temps qui court, en cette fin de siècle, et par cette période « d'aplatissement » général devant les monopoles financiers, politiques, scientifiques et même littéraires, est-il bien raisonnable de revendiquer la liberté de se soigner comme on l'entend ? D'aller ou de ne pas aller à la messe? De vivre et mourir suivant sa conscience? Je ne le pense pas.

Jamais, en effet, les préjugés, la routine, l'absolu dans la bêtise, l'outrecuidance dans la médiocrité et le mensonge dans les professions de foi, n'ont eu un si beau rôle.

Je crois donc qu'il est parfaitement inutile, par ce temps de liberté, d'égalité et de fraternité, cette superbe trilogie gravée sur tous nos monuments, sans en excepter Mazas, et autres lieux de villégiature du même genre, qu'il est, dis-je, parfaitement inutile de réclamer quoi que ce soit d'utile, de juste et de libéral.

Quand on voit de près les choses et les gens; quand on voit cette pauvre France, prononcer si emphatiquement ce grand mot de « République », et se montrer plus « monarchique » que jamais en s'inféodant tour à tour à des hommes, à un parti, à une église, à une coterie, et même à une idée que personne ne définit, mais que chacun a la prétention de comprendre, n'a-t-on pas le droit de se demander s'il est bon, s'il est nécessaire de venir troubler la quiétude de gens qui, faute de pouvoir posséder les choses, se contentent d'en avoir les mots et les définitions ?

Certes, en demandant que chacun de nous ait la liberté de sa conscience et du soin de sa santé, vous ne demandez, en réalité, que ce qui existe, en Amérique, dans plusieurs cantons suisses, et dans ces pays, que depuis 20 ans, nous traitons si complaisamment de despotiques: l'Allemagne, et une grande partie de l'Autriche. Il est vrai que ces pays n'ont pas la douce compensation d'avoir leurs monuments plus ou moins détériorés par les trois mots flamboyants, dont l'origine remonte bien plus haut que 92.

L'Empire, ce régime d'exécrable mémoire, n'eut trouvé, ni une Chambre, ni un Sénat, pour voter la fameuse loi en faveur du monopole médical, contre laquelle vous vous élevez. Mais sous le gouvernement actuel, sous ce gouvernement où personne n'est responsable de ses actes, où chacun peut renvoyer la balle à son voisin, est-il quelque chose de plus logique que l'acceptation d'une loi assurant la prépondérance absolue de la médecine officielle et forçant le public, — que ce public soit français ou étranger, — à confier sa santé à des hommes représentant une science plus que douteuse, dont les principes changent 5 ou 6 fois dans le courant d'un siècle, qui erre à l'aveuglette, possède le droit inique d'envoyer un homme à l'échafaud et celui de tuer dans les règles de l'art, sans encourir aucune responsabilité ?

Et ce qui prouve que ma critique est fondée, c'est que pas un seul journal républicain ne s'est élevé contre ce despotisme de nos législateurs et des hommes qui président aux glorieuses destinées de notre pays.

Croyez-moi, mon cher monsieur, fiers d'être en République, les Français accepteront toutes les pilules amères qu'on voudra leur faire avaler, et, sans plus croire à la médecine que par le passé, s'inclineront devant la nouvelle loi, qu'ils chansonneront peut-être, mais devant laquelle ils se montreront désarmés, comme ils le seraient demain si, au nom de la Fraternité, nos gouvernants forgeaient une loi obligeant tous les citoyens à se faire circoncire et à aller régulièrement à la synagogue !

Nos illustres timoniers savent trop bien que l'on conduit le vaisseau de la France, et en particulier celui de Paris, par des mots et des promesses. Les mots, on les a gravés partout; les promesses abondent. Voyons, de bonne foi, que diable les Français peuvent-ils avoir besoin d'autres choses ?

De ce qui précède que faut-il conclure ?

Deux choses:

La première, c'est que vous avez raison en revendiquant la liberté de la médecine; la deuxième, c'est que votre cause étant juste, vous la perdrez infailliblement.

Cette cause, vous la perdrez, parce que vous avez contre vous la masse des politiciens, des incapables, des « riennistes » et des « je m'enfoutistes », c'est-à-dire, des hommes qui ont tous besoin de protection et d'appui.

Avant que nous possédions des libertés pratiques, telles que celles de se faire soigner, comme nous le dit notre conscience et notre intelligence; de pouvoir plaider notre cause devant les tribunaux; de ne confier ni notre santé, ni notre fortune, ni notre honneur à des hommes désignés et patronnés par les lois, il passera tant d'eau sous le pont, que tous ceux qui s'y trouveront, vous et moi compris, auront, depuis longtemps, fait le plongeon dans l'éternité.

La liberté de la médecine, la liberté de ne pas se faire tuer selon les règles de l'art; de ne pas se soumettre aux caprices mobiles et fantastiques d'une science qui n'existe que de nom, dans laquelle les conjectures succèdent aux conjectures, et s'entassent les systèmes les plus baroques, où ce qui est vérité ici est erreur là-bas ? Est-ce que cela est possible en cette fin de siècle que l'histoire qualifiera certainement de névrosée ? Pourquoi ne pas demander, puisque vous y êtes, que l'Etat décrète que la France est le pays le plus sage, et le moins fou de toute l'Europe?

Allons, mon cher monsieur, rendez-vous à l'évidence, et dites-vous bien qu'il est puéril de demander à la France d'être aussi libérale que l'Allemagne, l'Amérique et la Suisse.

Qu'est-ce en vérité que la liberté de conscience, la liberté de se défendre, à côté des avantages que comporte un nouveau monopole sur la terre où fleurissent toutes ces fleurs empoisonnées du despotisme, caché dans la corolle tricolore.

En vérité, qu'est-ce qu'un monopole de plus, à côté de tous ceux que nous possédons ?

On n'est jamais trop riche, n'est-ce pas ?

Ceci dit, non pour vous décourager, mais pour vous faire mieux comprendre l'importance de la campagne que vous entreprenez, laissez-moi vous dire que j'applaudis à vos efforts, et souhaite d'être mauvais prophète, en vous prédisant le plus complet des « fiascos ».

Et maintenant, s'il vous plaît que je quitte un jour ce ton chagrin du philosophe mécontent de tout ce qu'il voit et entend, pour traiter la question doctoralement, « ex-professo », en médecin vieilli sous le harnais, faites-moi signe.

Mais cela en vaut-il la peine ?

« That is the question » ?

Docteur Desjardin de Régla.

VIII

Il y a dans la lettre suivante une excellente idée qui, en attendant que le libre exercice de la médecine soit proclamé, pourra servir de base à l'organisation d'une grande clinique.

Ry, le 24 mai 1892.

Monsieur Durville,

Je vous adresse sous ce pli un mandat de dix francs pour le Congrès du libre exercice de la médecine.

Je pense qu'il serait bon de tourner les difficultés de la législation actuelle et de réaliser quand même la liberté dans l'exercice de la médecine. C'est par l'association que l'on y arriverait, mais une association qui comprendrait les clients aussi bien que les praticiens diplômés ou non diplômés. On fermerait ainsi des sortes de cliniques coopératives dont les adhérents paieraient une très légère cotisation dont le produit servirait à indemniser les praticiens qui soigneraient les malades par le magnétisme. Je n'entre pas dans plus de détails car le but de cette lettre est plus particulièrement de vous parler d'un client qui, je crois, aurait besoin d'être traité par le magnétisme.

. . . .

Dans l'espoir de vous lire bientôt je vous prie, Monsieur, d'agréer l'expression de mes sentiments bien distingués.

Docteur JOUANNE.

IX.

Lettre du docteur Pascal, de Toulon, en date du 21 juin 1892.

Mon cher Monsieur,

Vous pouvez compter sur mon adhésion morale tout entière, au sujet des efforts que vous déployez pour rendre libre l'exercice de la médecine.

Chaque médecin réfléchi s'avoue, au moins à lui-même que, si l'art de guérir est excessivement limité, la facilité de nuire (involontairement) est largement ouverte sur cette route obscure qu'on a nommée la thérapeutique.

Les empiriques font-ils plus de mal que certains diplômés ?... Je laisse le problème non résolu.

La liberté de l'exercice de la médecine facilitera peut-être, pour un temps, cette exploitation des souffrants qui fait la honte de notre époque. Mais, je suis de ceux qui ne croient pas qu'on guérit l'instinct du vol, par la peur des gendarmes. La réaction vient de l'action; le bien suivra le mal; et le bon sens public fera plus tôt justice des charlatans, s'ils sont libres d'agir, que si la loi menaçante les enveloppe dans une auréole de martyrs.

Voilà pourquoi je suis avec vous.

Votre bien dévoué,

Docteur PASCAL.

TABLE DES MATIÈRES

LE MAGNÉTISME ET LA JUSTICE FRANÇAISE DEVANT LES DROITS DE L'HOMME. — Mon Procès, par T. MOUROUX, in-18 de 68 pages. Prix : 30 centimes.

Dans cet opuscule, qu'il dédie au Peuple français en ses représentants, l'auteur, condamné par la Cour d'Appel de Rennes (6 mars 1901), sur avis conforme de la Cour de Cassation (29 décembre 1900), donne des considérations importantes sur le Magnétisme et sur les avantages de son application au traitement des maladies, par ceux qui ont, pour cela, les dispositions naturelles voulues, c'est-à-dire par les magnétiseurs. Se retranchant derrière les *Droits de l'Homme*, il démontre que le *Procès* que les médecins d'Angers lui ont intenté, est contraire à l'esprit de la loi du 30 novembre 1892, sur l'exercice de la médecine, contraire à l'équité et aux intérêts les plus sacrés des malades qui ont naturellement et doivent garder le droit imprescriptible de se faire guérir par un magnétiseur, surtout lorsque les médecins officiels ont été impuissants à leur procurer le moindre soulagement. Il publie un abrégé des débats qui ont eu lieu à Angers, ainsi que les dépositions des témoins, tous en sa faveur, et termine cet important petit opuscule par les jugement et arrêts du Tribunal de première instance et de la Cour d'Appel d'Angers, de la Cour de Cassation et de la Cour d'Appel de Rennes.

Indépendamment de l'appréciation de l'auteur, cet ouvrage contient des documents très importants pour le Magnétisme et les Magnétiseurs.

LE MAGNÉTISME DES ANIMAUX. Zoothérapie, par H. DURVILLE. In-18 de 68 pages. Prix : 30 cent.

LE MAGNÉTISME CONSIDÉRÉ COMME AGENT LUMINEUX, avec 13 fig. dans le texte, par H. DURVILLE In-18 de 108 pages. Prix : 30 cent.

Ces deux brochures sont extraites de la *Physique magnétique*, dans laquelle elles constituent deux des chapitres les plus remarquables.

Au point de vue thérapeutique, la *première* a une très grande importance pratique, car elle apprend au lecteur qu'en se servant des animaux, on peut se guérir d'un grand nombre de maladies. Des exemples cités d'après des auteurs dignes de foi témoignent suffisamment de cette vérité. La mise en pratique du *Magnétisme des animaux* peut, surtout à la campagne, rendre les plus grands services.

La *seconde* contient la démonstration la plus frappante de la réalité de l'agent magnétique, puisqu'on peut le photographier, et qu'il tombe directement sous le sens de la vue d'un certain nombre de personnes. Au point de vue physique, l'agent magnétique se comporte comme la lumière; et sans avoir besoin de passer à travers un prisme, on le décompose comme celle-ci en un spectre dans lequel on observe les plus belles nuances des sept couleurs de la lumière solaire.

OUVRAGES DE PROPAGANDE

à 20 centimes

ANTONIO DE NOCERA. — *Anarchie et Spiritualisme.*

DE BEZOBRAZOW (Mme). — *La Femme dans l'Education.* Féminisme spiritualiste.

DANIAUD. — I. *L'Art médical.* — II. *Note sur l'Enseignement et la Pratique de la médecine en Chine*, par un LETTRÉ CHINOIS. — III. *Extrait de la Correspondance* Congrès du libre exercice de la médecine). — IV. *Articles de journaux* (même sujet).

H. DURVILLE. — *Rapport au Congrès* sur les Travaux de la *Ligue* et l'organisation du *Congrès.* Appréciation de la presse, arguments en faveur du libre exercice de la médecine

— *Compte-rendu des Travaux du Congrès* (libre exercice de la médecine). Discours, discussions, réponse aux questions du programme, vœux et résolutions.

— *Application de l'Aimant au traitement des maladies*, 6e édition, avec Portraits, Figures et Vignettes.

— *Idem.* Traduction espagnole, avec fig., par Ed. E. Garcia.

— *Idem.* Traduction allemande, avec fig., par von Pannitz.

— *Idem.* Traduction italienne, avec fig., par Pons.

— *Le Massage et le Magnétisme menacés par les médecins.* Le procès Mouroux à Angers.

FABIUS DE CHAMPVILLE. — I. *La Liberté de tuer; la Liberté de guérir.* — II. *Le Magnétisme et l'Alcoolisme.*

— *La Transmission de Pensée.*

— *La Science psychique*, d'apr. l'œuvre de M. Simonin, 1 fig.

HAWEIS. — *Les Tendances du Spiritualisme moderne.*

JOUNET. — *Principes généraux de Science psychique.*

— *La Doctrine catholique et le Corps psychique.*

PAPUS. — *L'Occultisme.*

— *Le Spiritisme.*

ROUXEL. — *La Liberté de la médecine.* 2 broch. — I. La Pratique médicale chez les anciens. — II. id., chez les modern.

— *Théorie et Pratique du Spiritisme.* — Consolation à Sophie. L'âme humaine. Démonstration rationnelle et expérimentale de son existence, de son immortalité et de la réalité des communications entre les vivants et les morts.

à 30 centimes

CHESNAIS. — *Le Trésor du Foyer.* Poisons et Contre-poisons, Recettes, Conseils, etc...

H. DURVILLE. — *Arguments des Médecins* en faveur de la pratique du Massage et du Magnétisme par les Masseurs et les Magnétiseurs. 4 brochures.

— *Arguments des Savants*, Hommes de lettres, Hommes politiques, artistes et Notabilités diverses en faveur de la pratique du Massage et du Magnétisme par les Masseurs et les Magnétiseurs. 4 brochures.

— *Le Massage et le Magnétisme* sous l'empire de la loi du 30 novembre 1892 sur l'exercice de la médecine.

— *Le Magnétisme considéré comme Agent lumineux*, avec 13 figures.

— *Le Magnétisme des Animaux.* Zoothérapie, Polarité.

— *Lois physiques du Magnétisme, Polarité humaine.* Traduction espagnole. par Ed. E. Garcia.

— *Procédés magnétiques de l'auteur.* Traduction espagnole, par Ed E. Garcia.

— *Idem.* Traduction italienne, par E. Ungher.

Lucie Grange. — *Manuel du Spiritisme.*

Deboissouze. — *Guérison immédiate de la Peste,* de toutes les Maladies infectieuses et autres Maladies aiguës et chroniques.

La Graphologie pour Tous.—Exposé des principaux signes permettant très facilement de connaître les qualités ou les défauts des autres par l'examen de leur écriture, etc., avec fig.

L. Guéneau.—*La Terre.* Evolution de la Vie à sa surface, son passé, son présent, etc., par Em. Vauchez (compte-rend.

Lebel. — *Essai d'Initiation à la Vie spirituelle.*

Manuel-Guide du Collectionneur de Timbres-poste.

Mouroux. — *Le Magnétisme et la Justice française devant les Droits de l'Homme.* Mon Procès.

Pelin. — *La médecine qui tue ! Le Magnétisme qui guérit.* Le Rêve et les Faits magnétiques expliqués. *Homo Duplex*

La Psychologie expérimentale. Manifeste adressé au Congrès Spiritualiste de Londres, par le *Syndicat de la Presse Spiritualiste de France.*

Dr Tripier. — *Médecine et Médecins.* Un coin de la Crise ouvrière au XIXe siècle.

P. Turbau.—*Les Secrets du Braconnage dévoilés et expliqués.*

à 60 centimes

J. M. Berco.— *Analogies et Différences entre le Magnétisme et l'Hypnotisme,* avec 8 portraits.

M. Decrespe. — *Recherches sur les Conditions d'expérimentation personnelle en Physio-psychologie.*

H. Durville—*L'Enseignement du Magnétisme, à l' « Ecole pratique de Magnétisme et de Massage ».* Règlements statutaires, Programme et Renseignements divers.

L. Guéneau.—*Respect à la Loi.* L'Expulsion des Jésuites

Revel. — *Lettre au Dr J. Dupré sur la Vie future,* au point de vue biologique. Complément du sommaire *des éditions de 1887-90-92.* Rêves et Apparitions.

à 1 franc.

H. Durville. — *Théorie et Procédés du Magnétisme,* avec 8 Portraits et 39 Figures dans le texte.

Dr Foveau de Courmelles.- *Le Magnétisme devant la Loi.* Mémoire lu au Congrès de 1889, avec un Post-scriptum ajouté en 1897.

PORTRAITS

En photogravure à 30 centimes

Agrippa, Aksakof, Allan Kardec, Apolonius de Tyane, Bertrand, Braid, Bué, Cagliostro, Cahagnet, Charcot Charpignon, W. Crookes, G. Delanne, Deleuze, Léon Denis, Durand (de Gros), Durville, G. Fabius de Champville, Greatrakes, Van Helmont, Kircher, *l'abbé* Julio, Lafontaine, Lavater, Liebeault, Luys, Mesmer, Mouroux, Papus, Paracelse, Petetin, du Potet, le marquis de Puységur, Ricard, A. de Rochas, Roger Bacon, Swedenborg, Teste.

Photographies et Phototypies à 1 franc

Allan Kardec, Cahagnet, J.-M. Colavida, Deleuze, H. Durville, C. Flammarion, Lucie Grange, Van Helmont, le zouave Jacob, Lafontaine, de Puységur, Ricard, Rostan, Salverte, *Le Tombeau* d'Allan Kardec.

Nota. — Les Ouvrages de propagande, Portraits et Photographies sont vendus avec les réductions suivantes :

Par 500 exemplaires, assortis ou non, 50 0/0 de remise.

100	—	—	—	40 0/0	—
50	—	—	—	33 0/0	—
25	—	—	—	25 0/0	—

A titre de *Prime de Remboursement*, les Ouvrages de propagande, Portraits, Photographies, ainsi que les aimants vitalisés du professeur H. Durville, sont donnés aux abonnés du *Journal du Magnétisme*, jusqu'à concurrence du montant de l'abonnement ; c'est-à-dire 10 francs.

Cette prime est remise au bureau du Journal ou elle est expédiée franco à ceux qui, en s'abonnant ou en se réabonnant, ajoutent 1 fr. 50 au prix de l'abonnement annuel, soit 11 fr. 50.

BIBLIOTHÈQUE DU MAGNÉTISME

Les ouvrages anciens ne se trouvent que dans les grandes bibliothèques, et les nouveaux sont trop nombreux pour que tous ceux qui s'intéressent au progrès magnético-spiritualiste puissent se les procurer. Sauf quelques rares exceptions, les bibliothèques publiques ne consentent pas le prêt à domicile ; elles ne contiennent guère que de l'histoire et de la littérature ; elles n'ont pas d'ouvrages anciens, et les nouveaux ne sont classés et mis à la disposition du public que longtemps après leur publication.

C'est pour combler cette lacune que M. Durville eut l'idée, qui reçut un commencement d'exécution en 1880, de fonder, sous le nom de *Bibliothèque du Magnétisme*, à l'instar de la *Circulating Library* de Londres pour la littérature, une bibliothèque circulante concernant exclusivement les ouvrages de Magnétisme, d'Hypnotisme, de Spiritisme, d'Occultisme et autres Sciences qui s'y rattachent.

La *Bibliothèque du Magnétisme*, qui devient de plus en plus considérable, se compose aujourd'hui : 1° de plus de 6.000 volumes sur le Magnétisme et sur toutes les branches du savoir humain qui s'y rattachent ; 2° de la collection complète de presque tous les journaux du monde qui ont paru sur ces questions ; 3° de plus de 600,000 gravures, portraits, autographes, médailles, articles de journaux, notes sur les hommes et les choses et objets divers classés méthodiquement, et constituant un véritable *Musée du Magnétisme*.

Pour favoriser l'étude du Magnétisme, tous les documents de cette volumineuse collection sont communiqués sur place aux intéressés, et tous les volumes sont confiés au public aux conditions suivantes :

Abonnement d'un an		25 fr. »
—	*six mois*	13 »
—	*trois mois*	7 »
—	*un mois*	2 50
—	*par jour*	» 10

Pour les Professeurs et les Elèves de l'*Ecole pratique de Magnétisme et de Massage*, l'abonnement annuel est réduit à 10 francs.

Tous les volumes sont remis contre nantissement ou expédiés en gare, dans toute l'Europe, aux frais du destinataire. — La *Bibliothèque du Magnétisme* est ouverte le jeudi et le dimanche, de 9 heures à midi ; les autres jours, de 1 heure à 4 heures. (Il n'y a pas de catalogue imprimé.

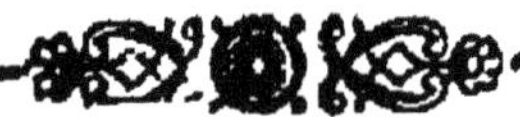

CONSEILS PRATIQUES
A la portée de tout le monde
POUR LE TRAITEMENT DE TOUTES LES MALADIES

Les Conseils pratiques sont le résumé des *Cours de Pathologie et Thérapeutique* professés à l'*Ecole pratique de Magnétisme et de Massage*, par H. DURVILLE. Rédigés dans un style simple et concis qui les met à la portée de toutes les intelligences, avec les exemples de guérisons montrant la simplicité et la valeur de la méthode, ces *Conseils* permettent au père et à la mère de famille, ainsi qu'à l'amateur, d'appliquer le Magnétisme et le Massage magnétique avec succès, au soulagement et à la guérison des diverses maladies dont leurs enfants, leurs parents, leurs amis peuvent être affectés. (Pour bien comprendre le mode d'application, ceux qui ne connaissent pas le Magnétisme devront lire les *Théorie et Procédés magnétiques* de l'Auteur, ouvrage de propagande illustré de 8 Portraits et 39 Figures. Prix : 1 franc.)

Les Conseils pratiques publiés s'appliquent aux cas suivants :

Abcès, Accouchement et ses suites, Acné, Age critique, Albuminurie, Amaurose, Aménorrhée, Amygdalite, Anasarque, Angines, Angine de poitrine, Anémie, Anémie cérébrale, Anthrax, Apoplexie cérébrale, Arthrite, Arthrite fongueuse, Ascite, Asthme, Ataxie locomotrice, Avortement spontané, Battements de cœur, Blépharite, Bronchite, Bronchorrée, Broncho-pneumonie, Brûlures. — Catalepsie, Catarrhe pulmonaire, vésical, Cauchemar, Céphalalgie, Chlorose, Choroïdite, Chute des Cheveux, Clous, Congestion cérébrale, Conjonctivite, Contusions, Constipation, Convulsions chez les enfants, Coqueluche, Coupures, Coxalgie, Crampes, Crampes d'estomac, Crampe des écrivains et des pianistes, Crises de nerfs, Croup, Cystite. — Danse de Saint-Guy, Dartres, Défaillance, Délire, Délirium tremens, Diabète, Diarrhée, Dilatation d'estomac, Double conscience, Dysenterie, Dysménorrhée, Dyspepsie. — Eclampsie, Eczéma, Emphysème, Encéphalite aiguë, Encéphalite chronique, Engelures, Enrouement, Entérite, Entorse, Erysipèle, Epilepsie, Esquinancie, Essoufflement, Etat nerveux, Etourdissements. — Fausse-couche, Favus, Fibromes, Fièvres éruptives, Fièvres cérébrale, muqueuse, typhoïde, puerpérale, Fleurs blanches, Fluxion de poitrine, Folie, Furoncles. — Gastralgie, Gastrite, Gastro-entérite, Glaucome, Goître, Goutte, Goutte sereine, Grippe, Grossesse. — Hallucinations, Hémiplégie, Hémorrhoïdes, Herpès, Hydarthrose, Hydrocèle, Hydrocéphalie, Hydropisie, Hydrothorax, Hypocondrie, Hystérie. — Incontinence d'urine, Influenza, Ictère, Idiotie, Imbécillité, Impulsions, Insomnie, Iritis. — Jaunisse. — Kératite. — Lait répandu, Laryngite, Léthargie, Leucorrhée, Lumbago. — Mal de tête, de gorge, de dents, Maladie de Bright, Manies hystériques, Mélancolie, Méningite, Ménopause, Monorragie, Métrite, Métrorragie, Meurtrissures, Migraines, Myélite. Néphrite, Nervosisme, Neurasthénie, Névralgie simple, Névralgie faciale, Névrose. — Obésité, Obsession, Odontalgie, Œdème, Ophtalmie, Oppression, Otalgie, Otite, Otorrhée, Ovarite. — Pâles couleurs, Palpitations de cœur, Panaris, Paralysie simple, Paralysie faciale, Paraplégie, Pelade, Pemphigus, Péritonite, Pharyngite, Phlébite, Phtisie pulmonaire, Phtisie laryngée, Plaies, Pleurésie, Pleuro-pneumonie, Pleurodynie, Pneumonie, Prostatite, Prurigo, Psoriasis. — Rachitisme, Rétinite, Retour d'âge, Rhumatisme, Rhume, Roséole, Rougeole, Rubéole. — Sarcomes, Scarlatine, Sciatique, Scoliose, Somnambulisme spontané, Spasmes, Suppressions de règles, Surdité, Surdi-mutité, Syncope. — Teigne, Tic douloureux, Torticolis, Tremblement, Tumeurs, Tumeurs blanches. — Ulcères, Ulcère variqueux, Uréthrite, Urticaire. Vaginite, Varices, Varicelle, Varicocèle, Variole, Vertige, Vomissements, Vomissements incoercibles de la grossesse. Zona.

Un conseil pratique, dans un N° du *Journal du Magnétisme* .. 60 cent.
10 Conseils pratiques, id. ... 3 fr.
25 — id. ... 6 fr.
50 — id. ... 10 fr.

La collection complète est insérée dans 6 volumes du *Journal du Magnétisme*. Prix des 6 volumes .... 15 fr.

TRAITEMENT DES MALADIES

à la portée de tous les malades, par les aimants vitalisés du professeur H. DURVILLE

Les aimants vitalisés guérissent ou soulagent toutes les maladies. L'immense avantage qu'ils possèdent sur tous les autres modes de traitement, c'est que l'on peut, selon la nature de la maladie, augmenter ou diminuer l'activité organique et rétablir ainsi l'équilibre des forces qui constitue la santé. Les douleurs vives cessent au bout de quelques instants, les accès deviennent moins fréquents et la guérison se fait sans modifier son régime et ses habitudes.

Leur emploi se généralise dans le traitement des diverses maladies et plus particulièrement dans les cas nerveux, où les médicaments font souvent du mal, même en guérissant. Ces aimants comprennent plusieurs catégories :

Lames magnétiques

Au nombre de 4, elles s'emploient dans les cas suivants :

Le n° 1 : Contre la crampe des écrivains et des pianistes, les affections des bras, du bas des jambes, des pieds et l'organe génital chez l'homme.

Le n° 2 : Contre les affections des jambes, de la gorge et du larynx.

Le n° 3 : Contre les bourdonnements, la surdité, la migraine, les maux de dents, les névralgies, l'insomnie, les maux de tête et toutes les affections du cerveau, y compris les affections mentales. — Contre la sciatique.

Le n° 4 : Contre les affections des reins, des poumons, du foie, du cœur, de la rate, de l'estomac, de l'intestin, de la vessie, de la matrice et des ovaires. — Contre les maladies de la moelle épinière.

Ces lames, qui ne diffèrent que par la courbure et la longueur, ne répondent pas à tous les besoins; on fait des lames dites *spéciales* ne portant pas de numéro, qui servent dans certains cas. — *Prix de chaque lame*........... 5 fr.

Plastrons magnétiques

Dans beaucoup de maladies anciennes et rebelles, une seule lame n'est pas toujours suffisante pour vaincre le mal. Pour obtenir une plus grande somme d'action, plusieurs lames sont réunies pour former des *plastrons*.

Les plastrons valent 10, 15 *ou* 20 *fr., selon qu'ils ont* 2, 3 *ou* 4 *lames.*

Barreau magnétique

Avec accessoires pour magnétiser les boissons et aliments.

Prix de chaque appareil .... 10 fr.

Bracelet magnétique

Bijou très élégant. — S'emploie contre tous malaises : maux de tête ou d'estomac, palpitations et battements de cœur, névralgie et migraine légères, douleurs dans les bras, crampe des écrivains et des pianistes, etc., etc. On le fait de quatre grandeurs : sans numéro pour les enfants; avec les numéros 1, 2, 3, pour les grandes personnes. Pour celles-ci, indiquer la grosseur du poignet par l'un des mots *petit, moyen, gros.*

Prix du bracelet, quelle que soit la grandeur............... 10 fr.

Sensitivomètre

S'emploie surtout pour se rendre compte si les personnes sont susceptibles d'être endormies par le magnétisme ou par l'hypnotisme et pour mesurer leur degré de sensitivité. — *Prix de chaque sensitivomètre*........ 10 fr.

Porte-Plume magnétique

contre la crampe des écrivains. *Prix du porte-plume* .... 5 fr.

Les aimants du professeur Durville sont soumis à l'aimantation ordinaire et à une opération spéciale : la **vitalisation**, qui augmente considérablement leur puissance curative. Quoiqu'ils perdent peu de leur aimantation, la *force vitale* disparaît plus ou moins au bout de 2 à 4 mois, selon l'usage qu'on en fait. Il faut alors les renvoyer à M. Durville, qui en renvoie des neufs, moyennant la moitié du prix qu'ils ont coûté.

Les malades peuvent choisir eux-mêmes les appareils qui leur sont nécessaires; toutefois, dans les cas compliqués, il est préférable d'exposer à M. Durville, la nature, la cause, les symptômes de la maladie, l'époque depuis laquelle on souffre, etc. En précisant le mode d'emploi, il indique les appareils que l'on doit employer avec le plus de chance de succès.

Toute demande doit être accompagnée d'un mandat à l'ordre de M. Durville, 23, rue St Merri, Paris. Pour la France et l'Algérie, les envois sont faits franco en gare; pour l'Étranger, ajouter le montant du colis-postal à celui de la commande. Pour les pays où les envois d'argent sont coûteux on accepte le paiement en timbres-poste (des plus petites valeurs), moyennant une augmentation de 15 0/0.

LE JOURNAL DU MAGNÉTISME

du Massage et de la Psychologie, fondé en 1845 par le Baron Du Potet, paraît tous les mois en un fascicule de 32 pages sous couverture.

Il publie les principaux travaux de la *Société magnétique de France* dont il est l'organe, ainsi que le *Compte rendu* de ses séances; le programme des Cours de l'*Ecole pratique de Magnétisme et de Massage*; des *Travaux originaux* sur le Massage, le Magnétisme, le Spiritisme, l'Occultisme; des *Cures magnétiques*; des *Conseils pratiques* permettant à ceux dont la santé est équilibrée d'appliquer le Magnétisme et le Massage magnétique au traitement des maladies; des notes sur l'*Hygiène* et la *Médecine usuelle*; une *Revue des Livres nouveaux*; des *Actualités*, des *Informations*, le *Portrait*, avec notes biographiques des célébrités magnétiques, etc. Une *Tribune pour tous* et une *Insertion* d'une ligne sur la couverture met directement les lecteurs en relation les uns avec les autres.

Ayant toujours été dirigé par les Maîtres de la Science magnétique, le *Journal du Magnétisme* forme aujourd'hui une collection de 29 volumes qui est le répertoire le plus complet des connaissances magnétiques. Les 20 premiers volumes (de 600 à 800 pages, petit in-8) furent publiés par le Baron Du Potet, de 1845 à 1861; les volumes suivants (de 300 à 450 pages, grand in-8°, impression sur deux colonnes), par le directeur actuel.

Prix de chacun des 23 premiers volumes de la collection.... 10 fr.
Prix du 24ᵉ volume.................................... 5 fr.
Prix de chacun des 25ᵉ, 26ᵉ, 27ᵉ, 28ᵉ et 29ᵉ volume......... 3 fr.
Prix de l'abonnement annuel (pour toute l'Union postale)...... 10 fr.

Prix d'un numéro: 75 centimes. — ANNONCES, *la ligne* 2 fr.

Prime de Remboursement aux Abonnés.

1° A CEUX QUI ONT BESOIN D'ÊTRE CONNUS. — Par une insertion d'une ligne répétée dans tous les numéros du journal pendant la durée de l'abonnement.

2° A CEUX QUI ONT BESOIN DE CONNAITRE. — Avec les *Aimants vitalisés* du professeur H. Durville, les *Portraits* et *Ouvrages de propagande*, les *anciens numéros du Journal* ou les *Conseils pratiques* comptés à raison de 50 centimes.

Pour obtenir l'une ou l'autre de ces *Primes de Remboursement*, il est indispensable de s'abonner directement à la *Librairie du Magnétisme*, ou par l'envoi d'un mandat à l'ordre de M. H. Durville. La première est accordée sans aucun supplément; pour obtenir la seconde, ajouter 1 fr. 50 au montant de l'abonnement annuel, soit 11 fr. 50 au lieu de 10 fr. (Les aimants ne sont envoyés à l'Etranger qu'en ajoutant le montant du colis postal).

Prime à ceux qui ne sont pas abonnés.

A titre de Prime, le *Journal du Magnétisme* peut être adressé pendant un an, moyennant la somme de 3 francs: Aux Elèves de l'*Ecole pratique de Magnétisme et de Massage*, aux abonnés de la *Bibliothèque du Magnétisme*, à ceux qui se procurent des ouvrages quelconques par l'intermédiaire de la *Librairie du Magnétisme*, à tous ceux qui emploient les *Aimants vitalisés* du professeur H. Durville, aux malades soignés à la *Clinique de l'Ecole pratique de Magnétisme et de Massage* et à la direction de l'*Ecole*, à tous les *Consultants*, et en général, à tous ceux qui, à un titre quelconque, font quelque dépense à la direction du Journal.

Paris. — Impr. A. MALVERGE, 171, rue Saint-Denis.

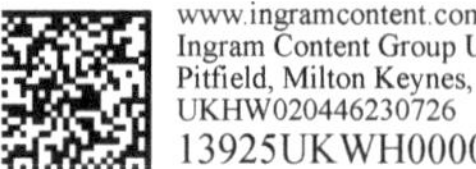

www.ingramcontent.com/pod-product-compliance
Ingram Content Group UK Ltd.
Pitfield, Milton Keynes, MK11 3LW, UK
UKHW020446230726
13925UKWH00004B/1829

9 782013 540049